骨骼宝宝爱运动

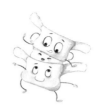

曾瀚琳　著

稚子文化　图

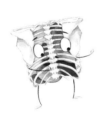

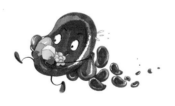

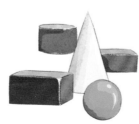

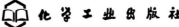 化学工业出版社

·北京·

图书在版编目（CIP）数据

骨骼宝宝爱运动 / 曾瀚琳著. —北京：化学工业出
版社，2019.8
ISBN 978-7-122-34635-3

Ⅰ.①骨… Ⅱ.①曾… Ⅲ.①脊柱病-防治-儿童
读物 Ⅳ.①R681.5-49

中国版本图书馆CIP数据核字（2019）第107846号

责任编辑：李雅宁　　　　　　　责任校对：王素芹　　　　　　　装帧设计：稚子文化

出版发行：化学工业出版社（北京市东城区青年湖南街13号　邮政编码100011）
印　　装：北京尚唐印刷包装有限公司
787mm×1092mm　1/16　印张3¾　2019年9月北京第1版第1次印刷

购书咨询：010-64518888　　　　　　　　　售后服务：010-64518899
网　　址：http：//www.cip.com.cn
凡购买本书，如有缺损质量问题，本社销售中心负责调换。

定　　价：39.80元

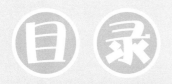 目 录

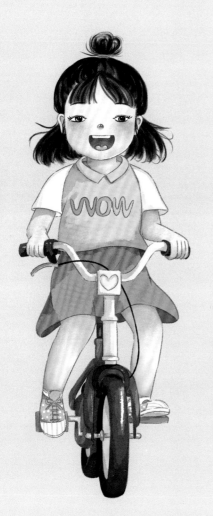

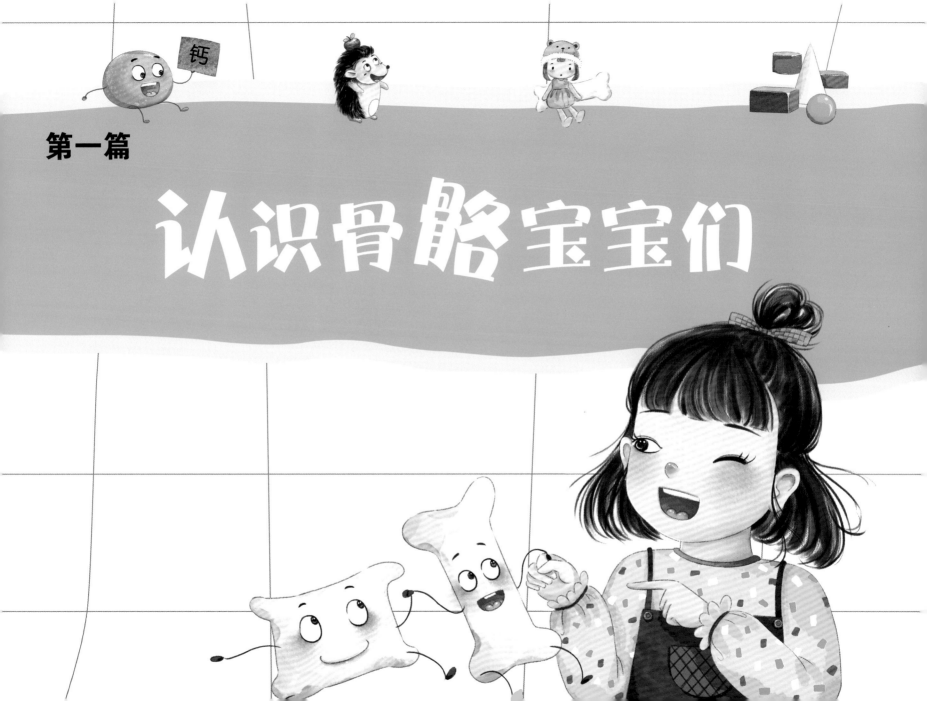

第一篇

认识骨骼宝宝们

小朋友，捏一捏自己的身体，皮肤和肌肉包裹着的、硬硬的东西就是骨骼。

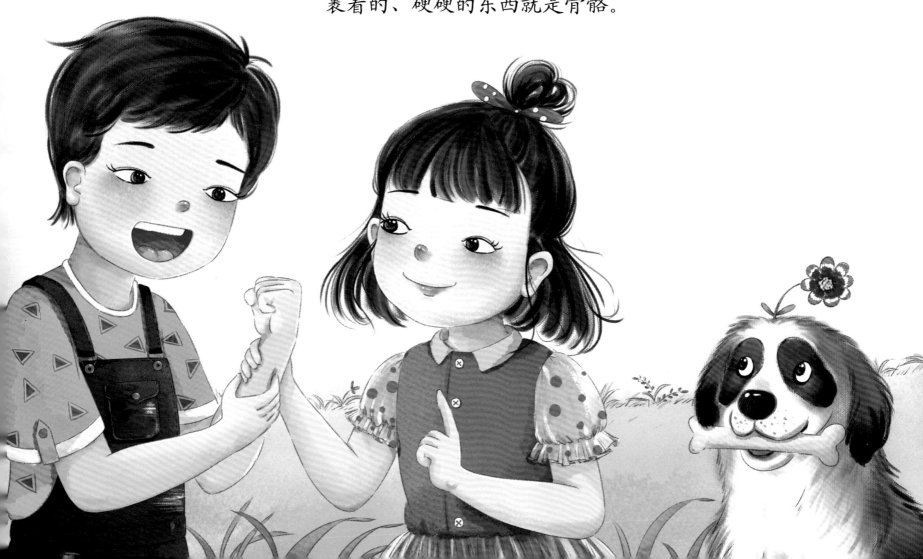

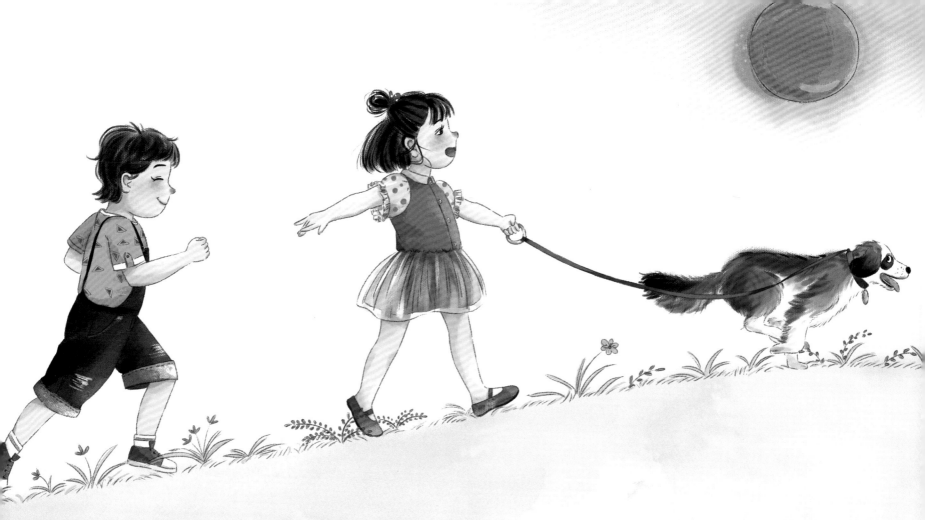

骨骼支撑着身体，有了骨骼，我们才可以行走、运动。

如果没有骨骼，那我们可能只是一个肉团。

成人的身体里大约有 206 块骨头，而小朋友的骨头会比成人多一些。每一块骨头都有自己的名称和形状。看看它们是如何分布在我们身体里的吧。

颅骨

颈椎

肩胛骨

胸椎

肋骨

锁骨

胸骨

肱（gōng）骨

4

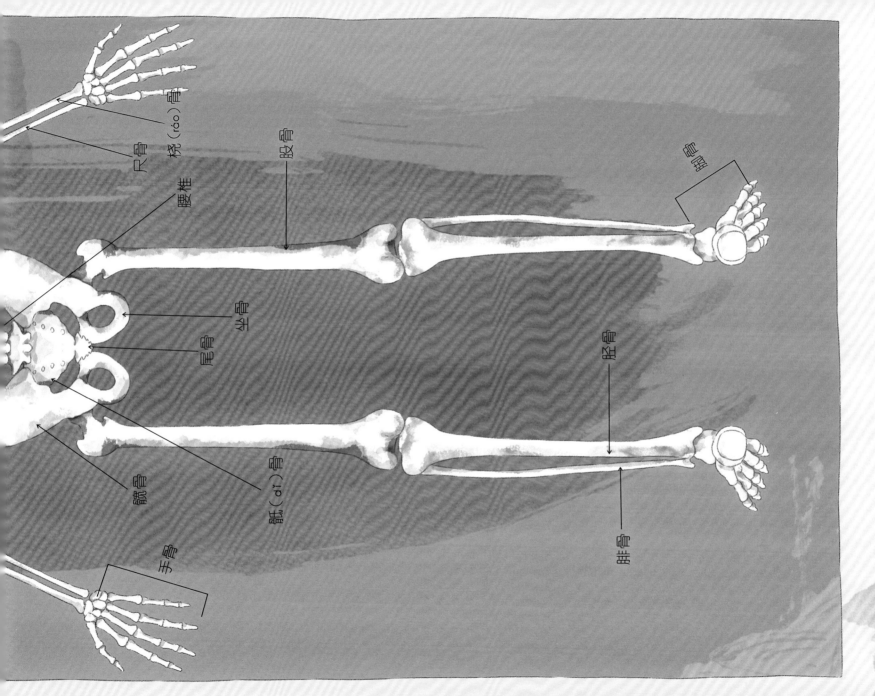

尺骨　桡（ráo）骨　腰椎　股骨　跗骨
坐骨　尾骨　胫骨
髋骨　骶（dǐ）骨　腓骨
手骨

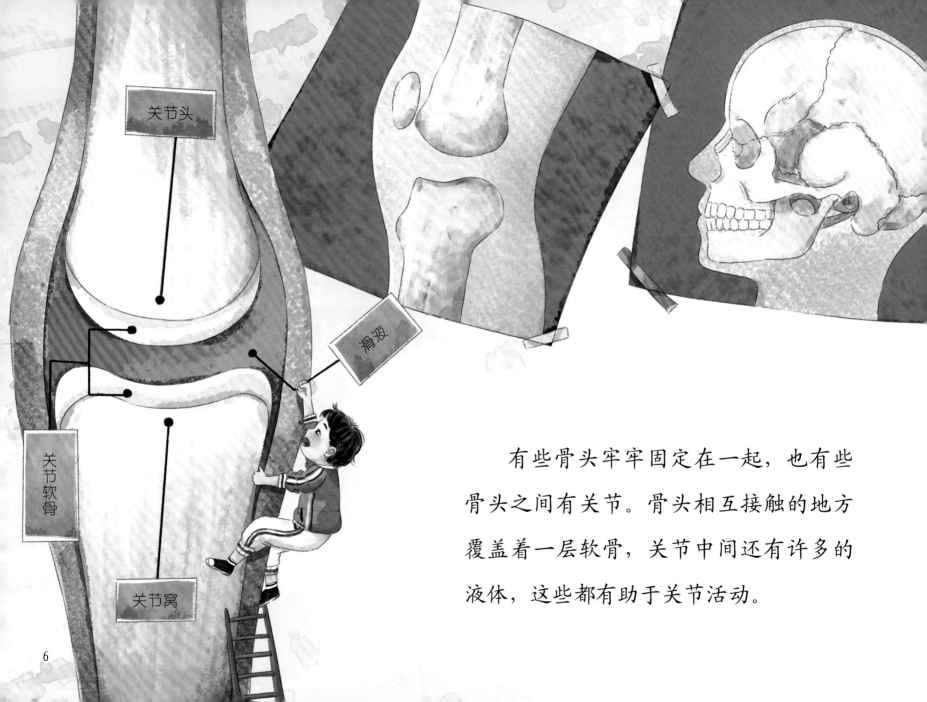

关节头

滑液

关节软骨

关节窝

有些骨头牢牢固定在一起，也有些骨头之间有关节。骨头相互接触的地方覆盖着一层软骨，关节中间还有许多的液体，这些都有助于关节活动。

骨头主要由钙和胶原蛋白等物质组成。它的表面是非常坚硬的"骨密质"，而里面则是柔软的骨髓。

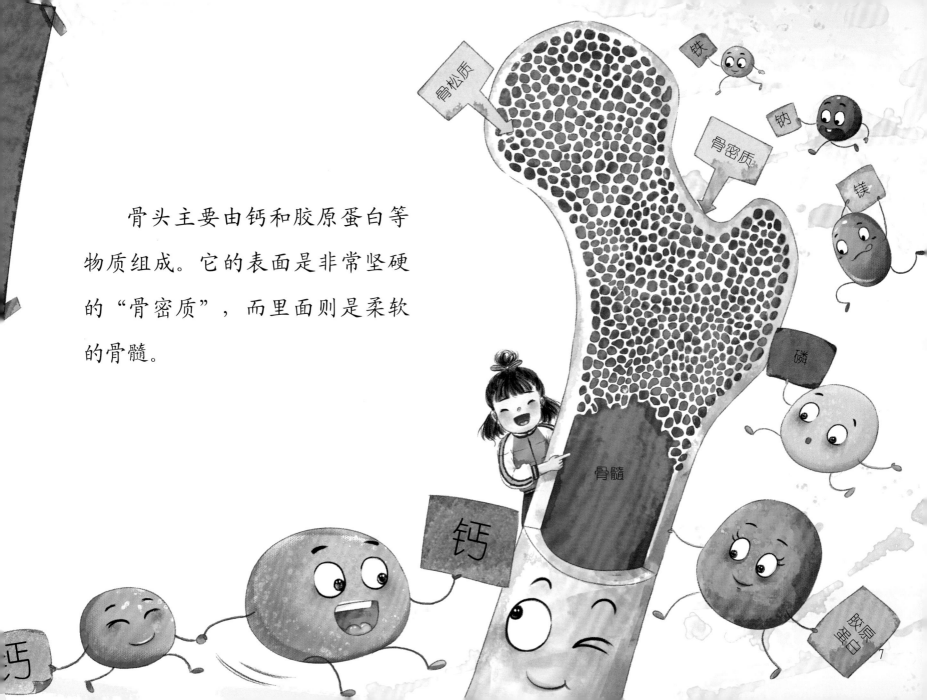

骨松质

骨密质

铁

钙

镁

磷

骨髓

钙

胶原蛋白

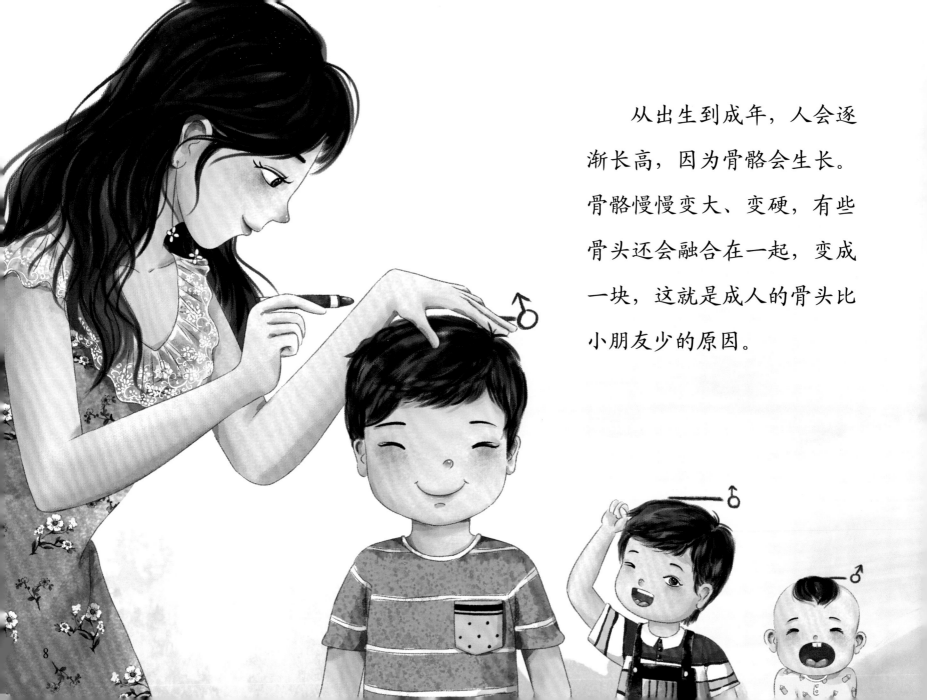

从出生到成年，人会逐渐长高，因为骨骼会生长。骨骼慢慢变大、变硬，有些骨头还会融合在一起，变成一块，这就是成人的骨头比小朋友少的原因。

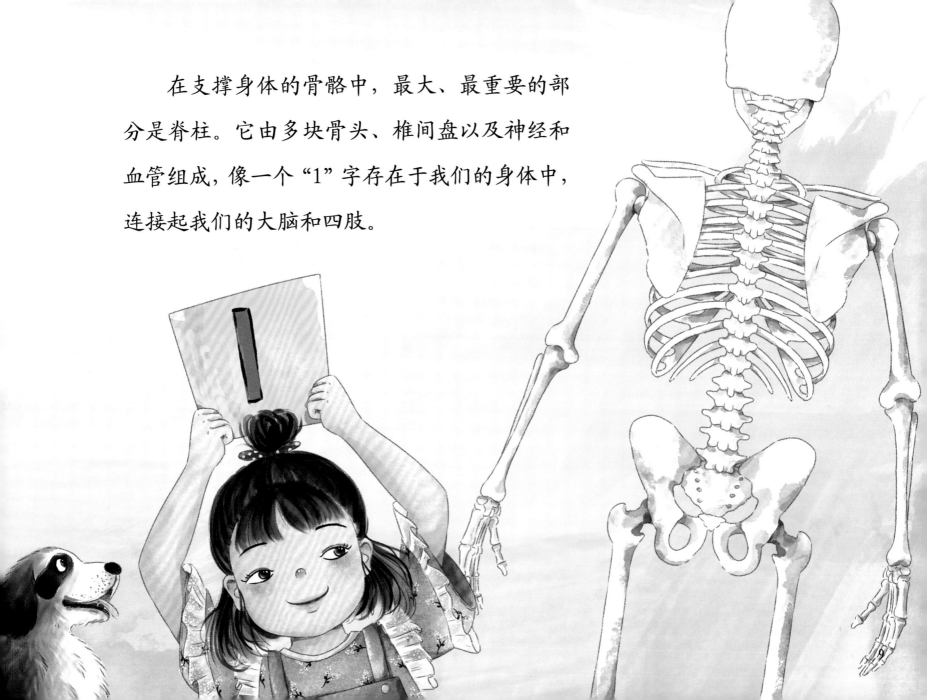

在支撑身体的骨骼中，最大、最重要的部分是脊柱。它由多块骨头、椎间盘以及神经和血管组成，像一个"1"字存在于我们的身体中，连接起我们的大脑和四肢。

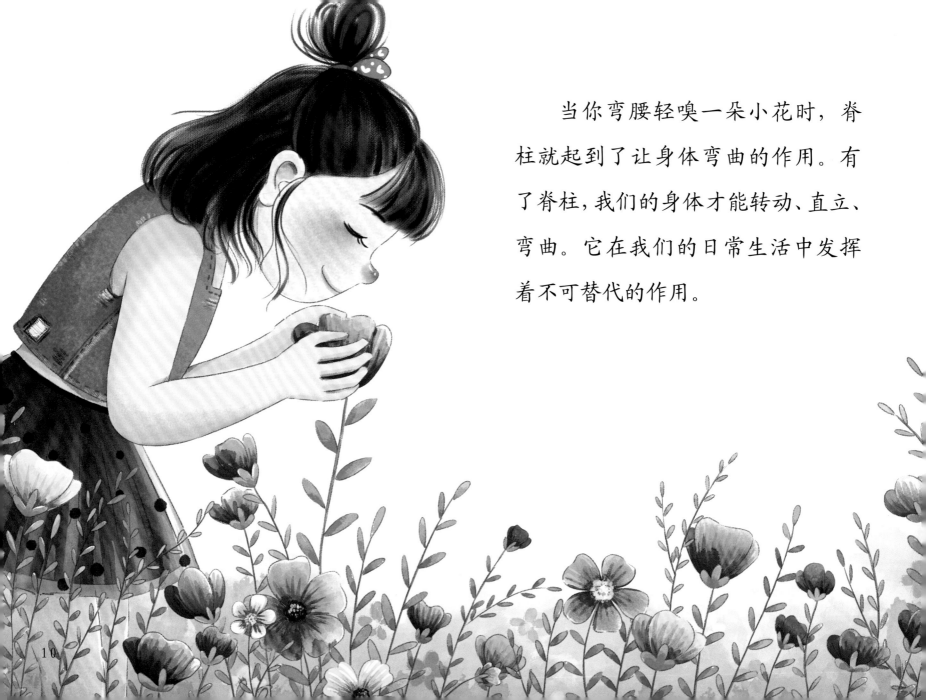

当你弯腰轻嗅一朵小花时，脊柱就起到了让身体弯曲的作用。有了脊柱，我们的身体才能转动、直立、弯曲。它在我们的日常生活中发挥着不可替代的作用。

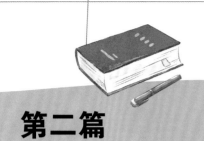
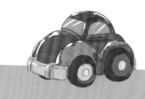
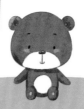
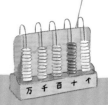

第二篇

脊柱是什么？

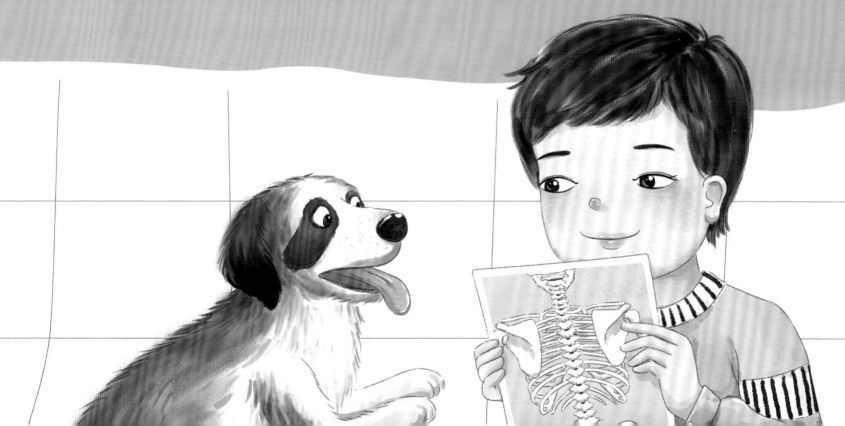

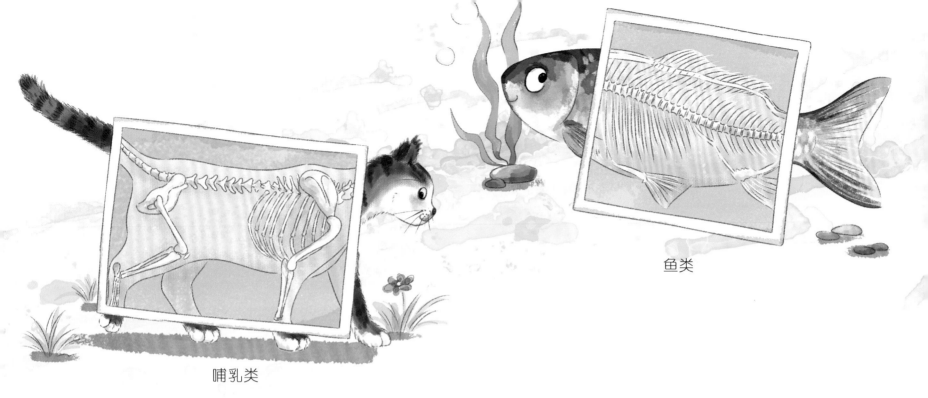

哺乳类

鱼类

脊柱是动物分类的一种重要标志，地球上的动物分为无脊椎动物和脊椎动物。蚯蚓、水母等大多数低等生物都是无脊椎动物，而鱼类、两栖类、爬行类、鸟类、哺乳类这五大类都是脊椎动物。

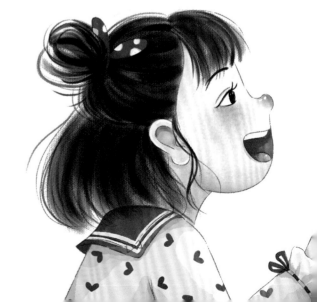

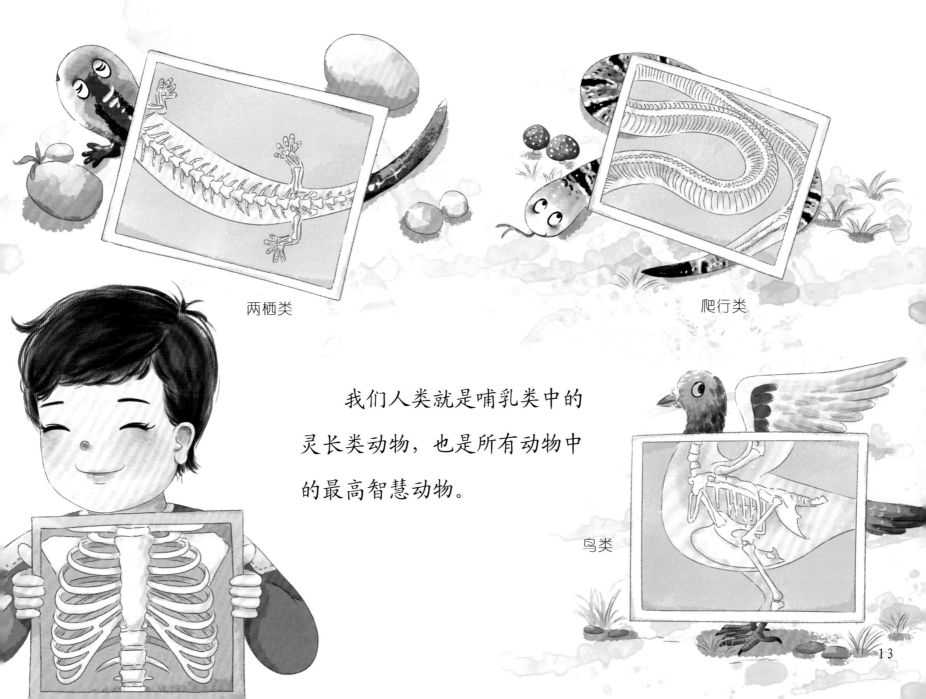

两栖类

爬行类

我们人类就是哺乳类中的灵长类动物，也是所有动物中的最高智慧动物。

鸟类

13

在脊柱中间，有非常重要的中枢神经通过。大脑发出动作指令，信号通过中枢神经传递到全身，这样你就能想站就站，想走就走。中枢神经传导大脑发出的信号，就像电线传导电流一样。

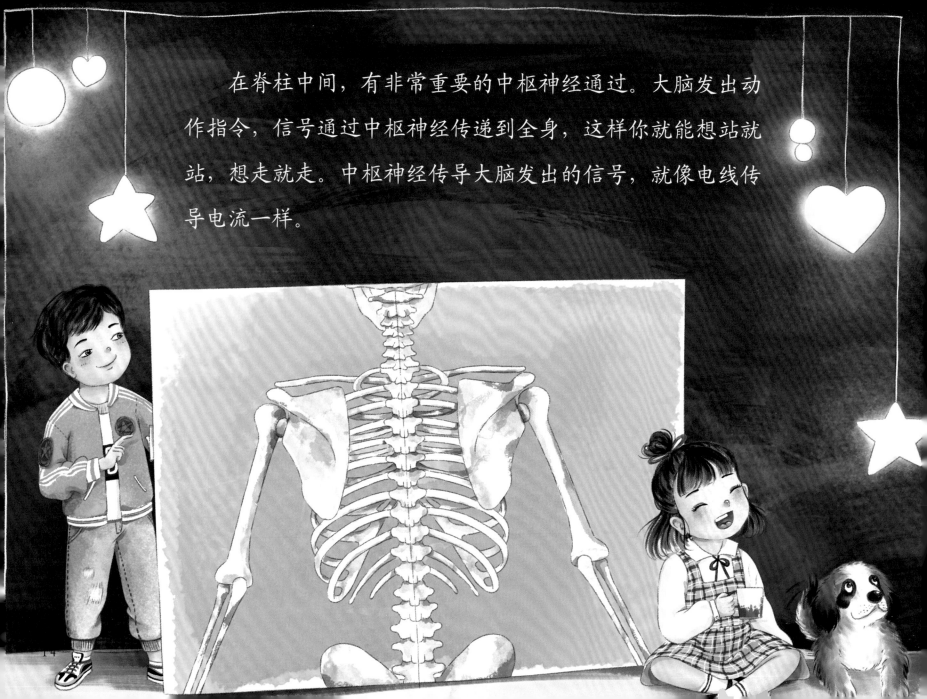

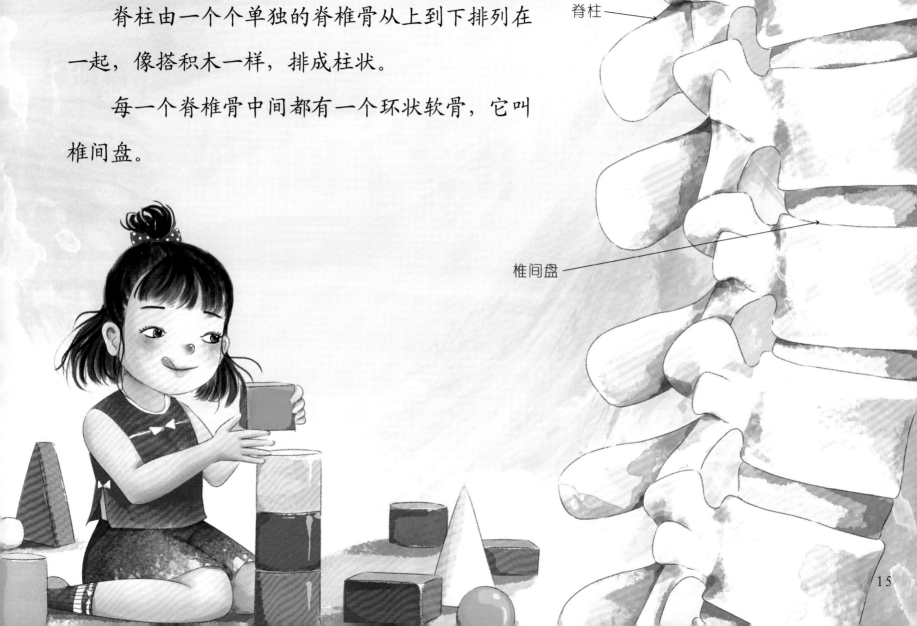

脊柱由一个个单独的脊椎骨从上到下排列在一起，像搭积木一样，排成柱状。

每一个脊椎骨中间都有一个环状软骨，它叫椎间盘。

脊柱

椎间盘

15

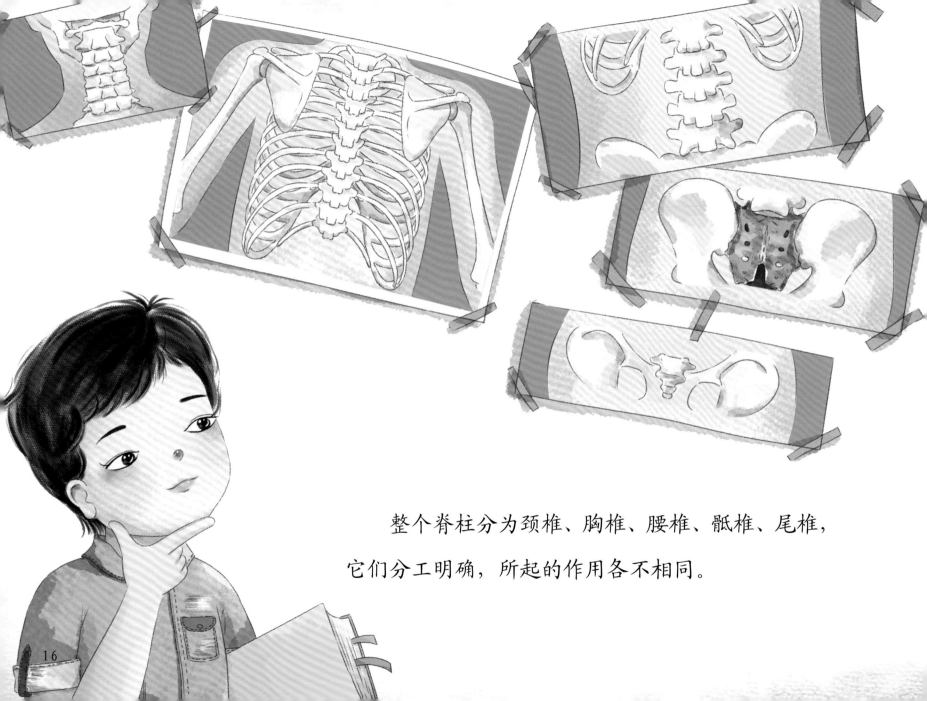

　　整个脊柱分为颈椎、胸椎、腰椎、骶椎、尾椎，它们分工明确，所起的作用各不相同。

16

从正面看脊柱是一个笔直的椎体，但从侧面看它是弯曲的，按照部位分为颈曲、胸曲、腰曲、骶曲，四个生理弯曲连在一起像字母"S"一样。

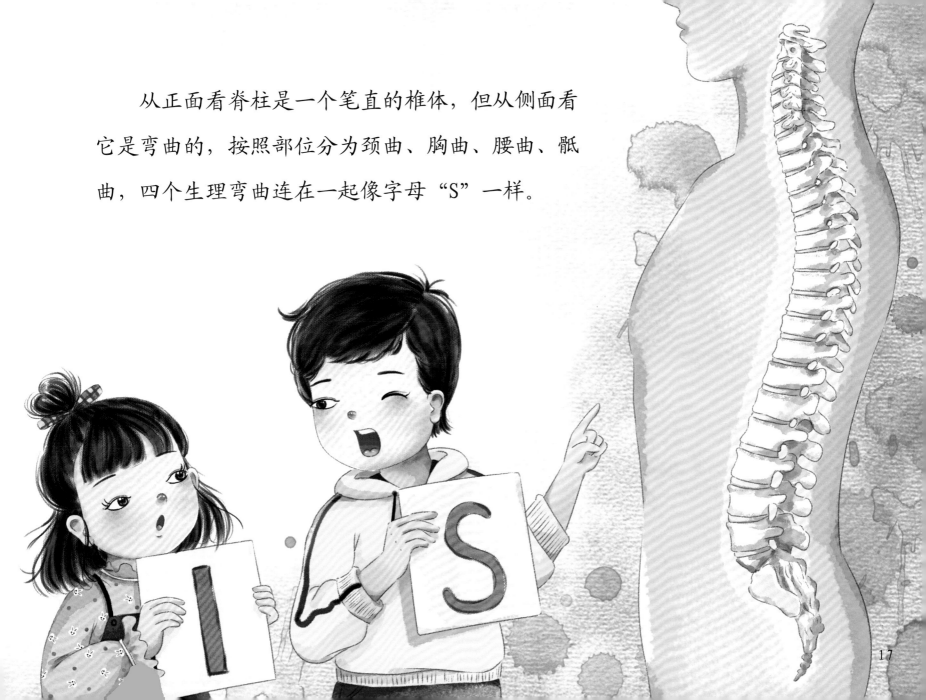

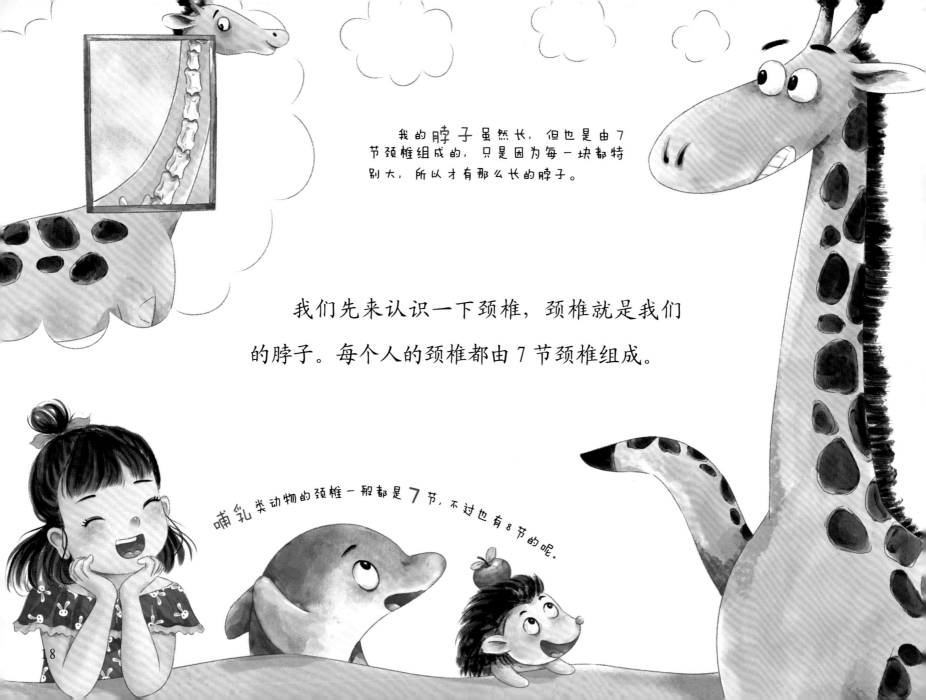

我的**脖子**虽然长，但也是由7节颈椎组成的，只是因为每一块都特别大，所以才有那么长的脖子。

我们先来认识一下颈椎，颈椎就是我们的脖子。每个人的颈椎都由7节颈椎组成。

哺乳类动物的颈椎一般都是 **7** 节，不过也有8节的呢。

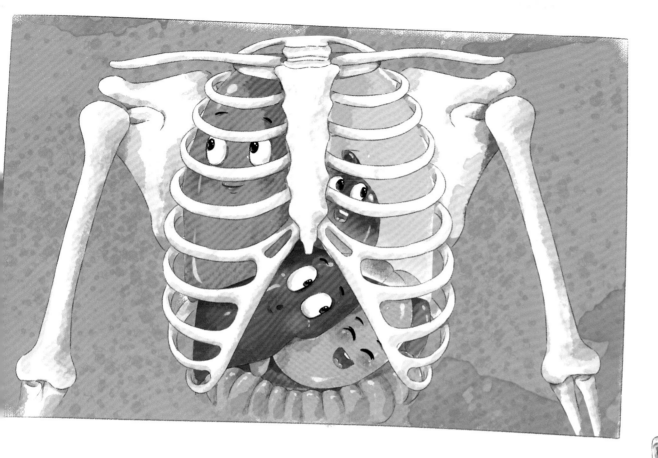

颈椎下面是胸椎，胸椎不像颈椎那样孤单，它还有肋骨相伴。胸椎有 12 节，每一节胸椎左右两侧各有一根肋骨，也就是说总共有 12 对肋骨。胸椎和肋骨组成了坚硬的胸腔，保护着我们的心、肺、肝、脾和胃等脏器，就像是一件铠甲。

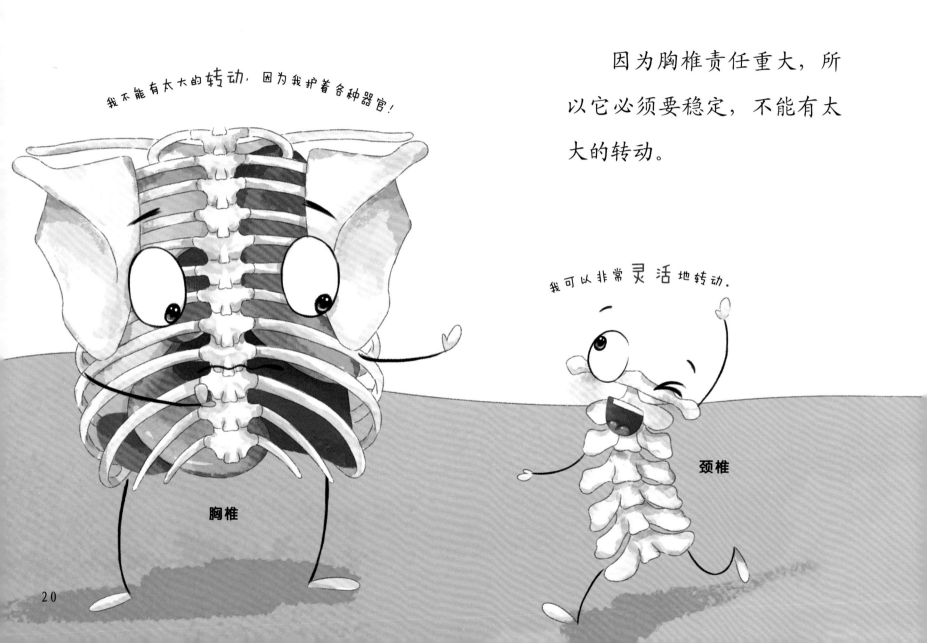

因为胸椎责任重大，所以它必须要稳定，不能有太大的转动。

20

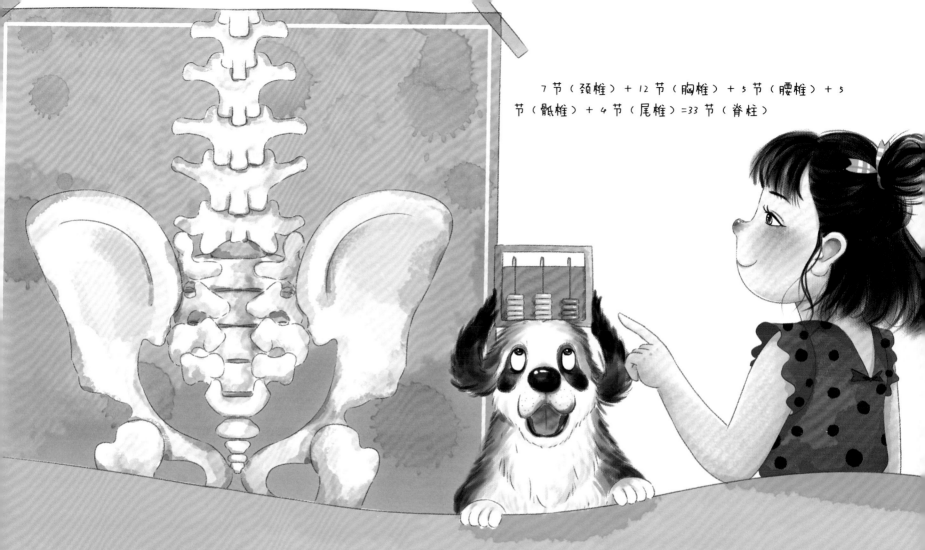

7 节（颈椎）＋ 12 节（胸椎）＋ 5 节（腰椎）＋ 5 节（骶椎）＋ 4 节（尾椎）=33 节（脊柱）

　　胸椎以下是腰椎，腰椎没有肋骨，所以从胸椎下面没有长肋骨的骨头开始就是腰椎了。腰椎共有 5 节，往下的骶椎也是 5 节，最下端的尾椎有 4 节。

那成年后脊柱为什么变成了 26 节呢？因为骶椎的 5 节合并成了 1 节，尾椎的 4 节也合并成了 1 节，这样就只有 1 节骶椎和 1 节尾椎了，于是脊柱也就变成 26 节啦！

也有少数人的尾椎会合并成 2 节，那么他们的脊柱就是 27 节！

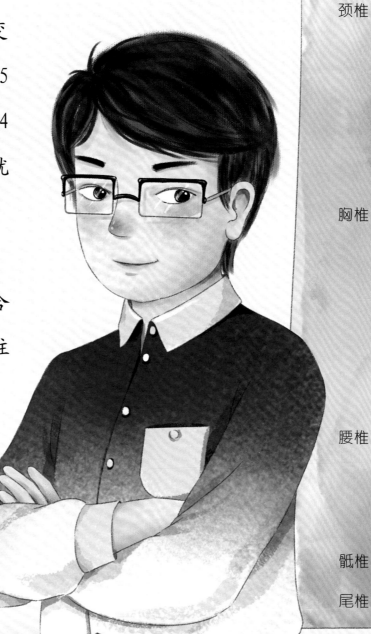

颈椎

胸椎

腰椎

骶椎

尾椎

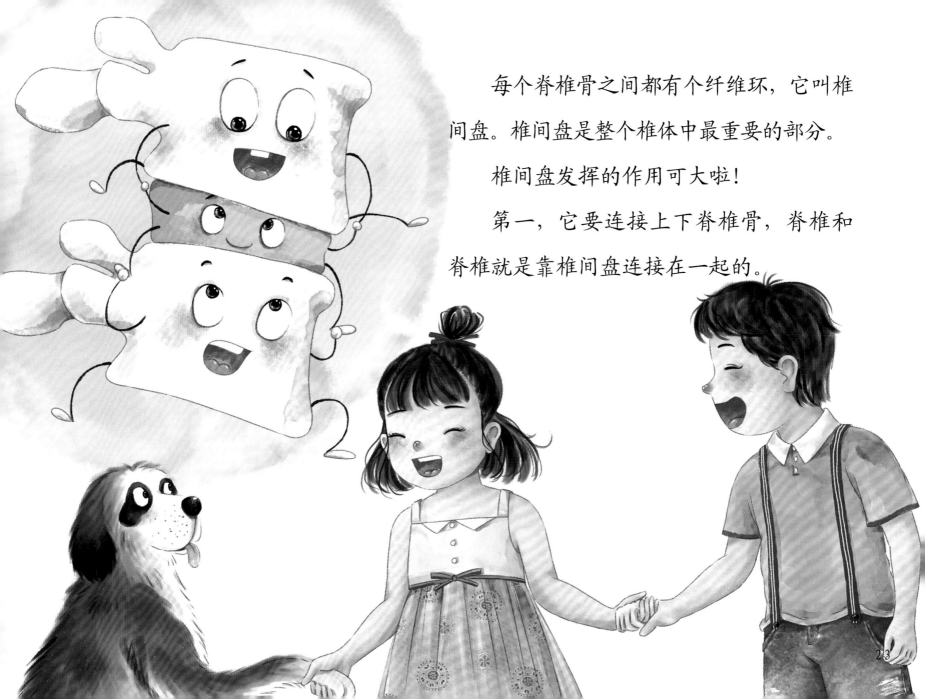

每个脊椎骨之间都有个纤维环，它叫椎间盘。椎间盘是整个椎体中最重要的部分。

椎间盘发挥的作用可大啦！

第一，它要连接上下脊椎骨，脊椎和脊椎就是靠椎间盘连接在一起的。

23

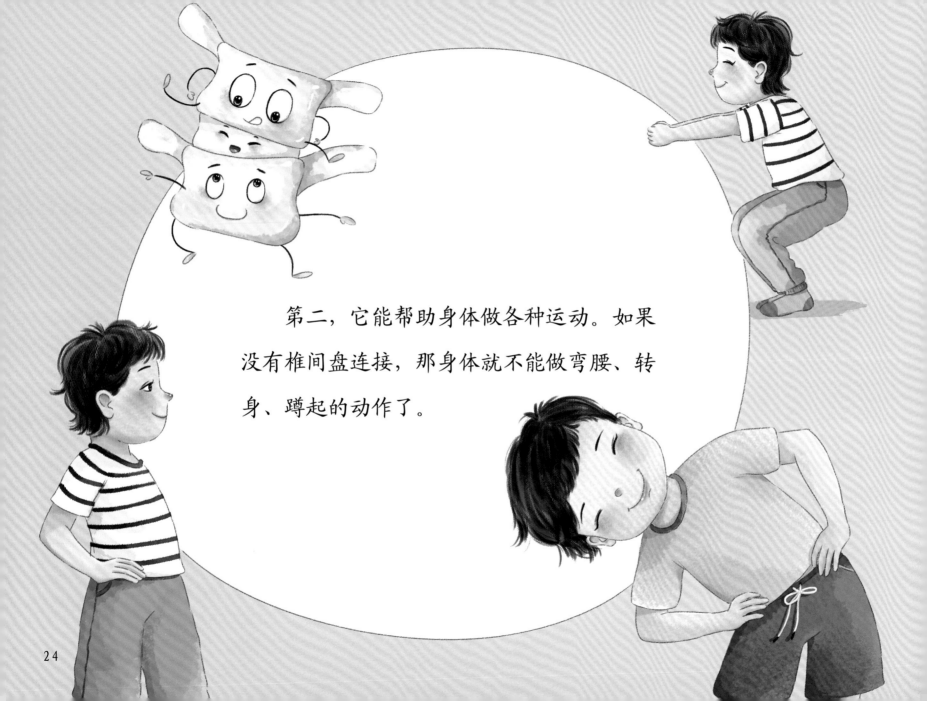

第二，它能帮助身体做各种运动。如果没有椎间盘连接，那身体就不能做弯腰、转身、蹲起的动作了。

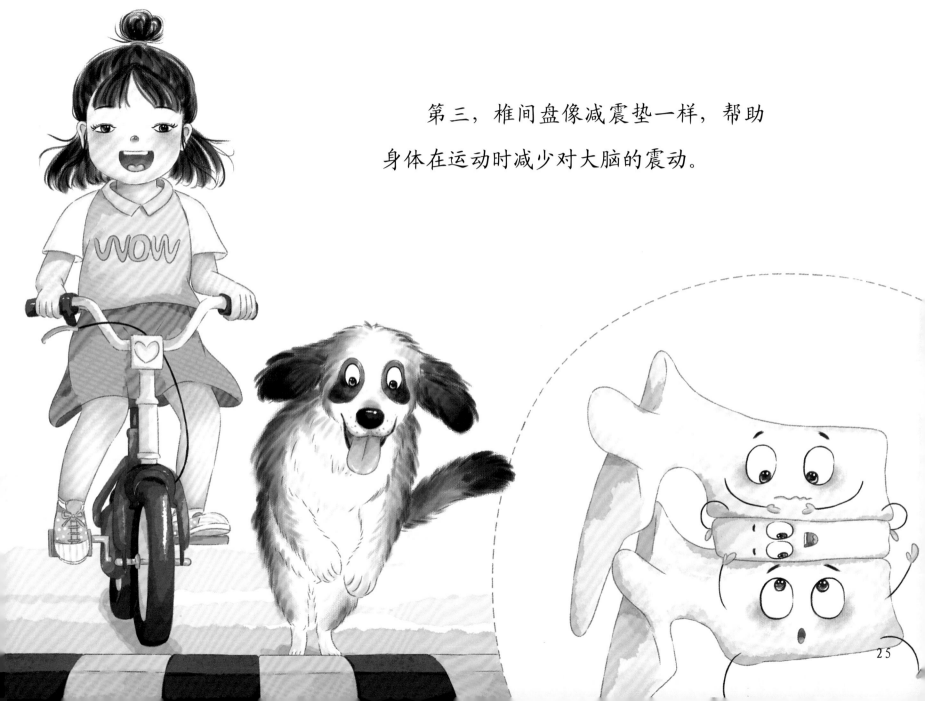

第三，椎间盘像减震垫一样，帮助身体在运动时减少对大脑的震动。

25

第四，维持身体正常的弯曲度和椎体间隙，使穿过椎间孔的神经和血管不受压迫。

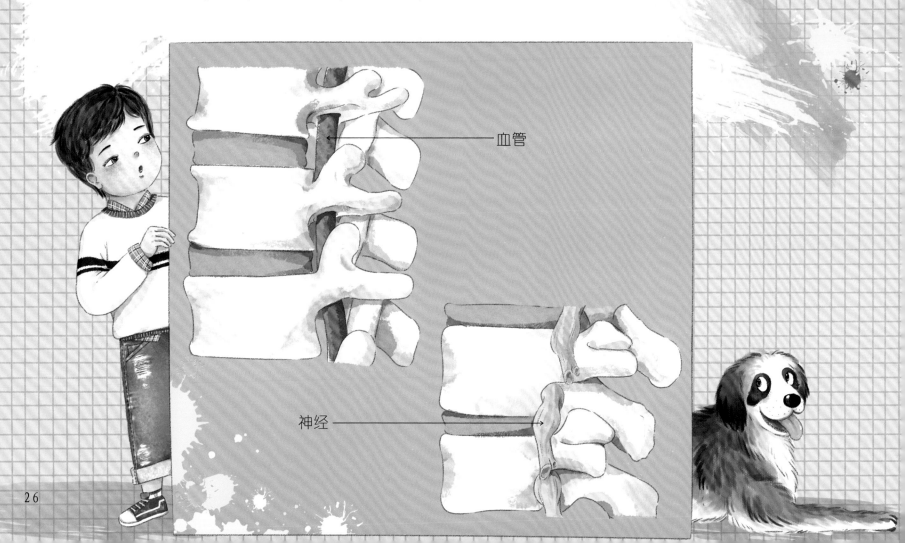

血管

神经

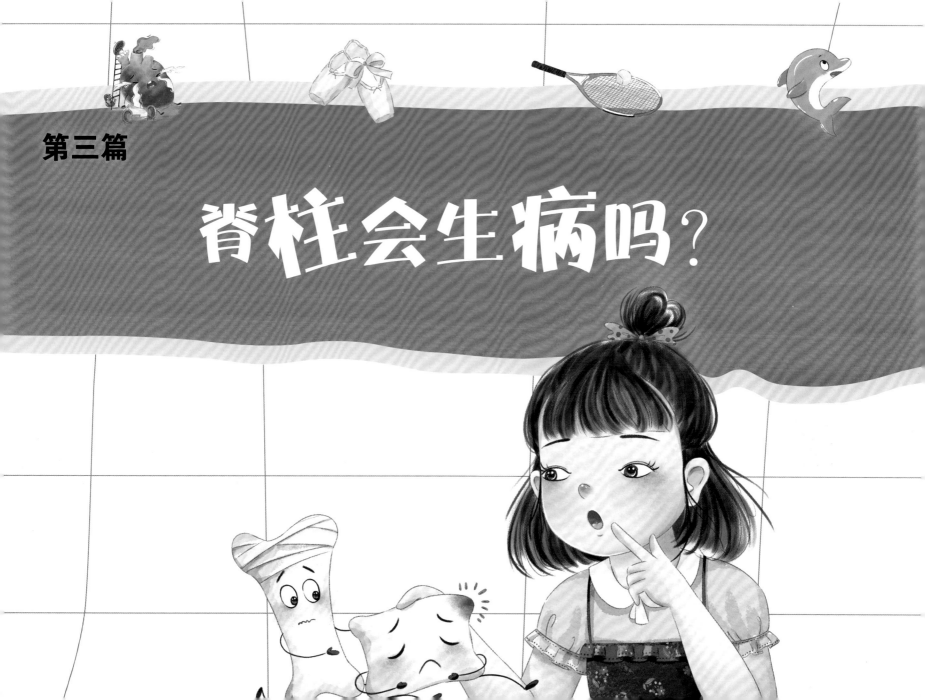

第三篇

脊柱会生病吗？

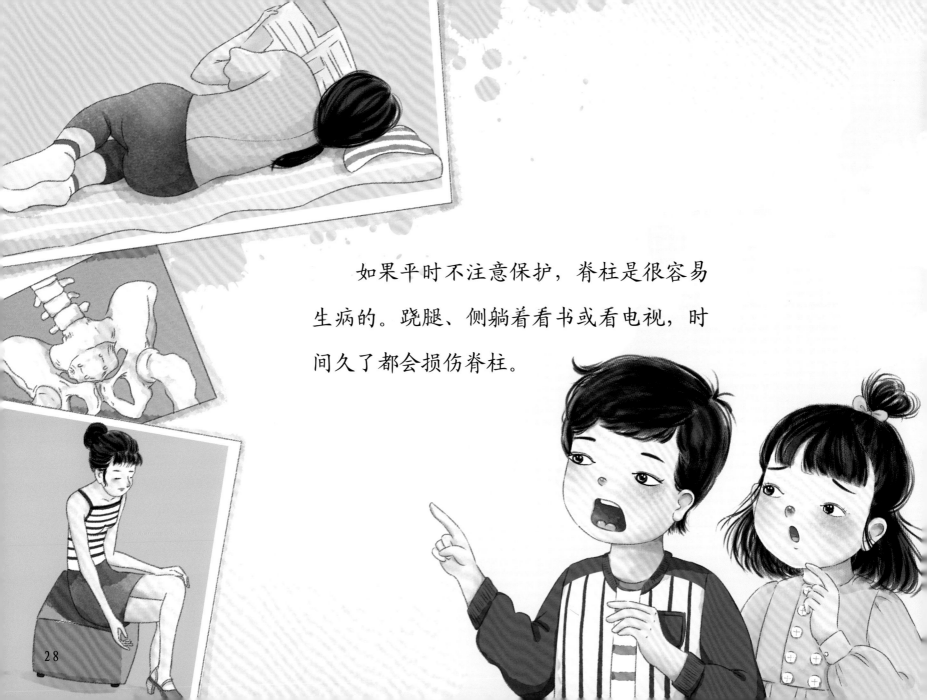

如果平时不注意保护，脊柱是很容易生病的。跷腿、侧躺着看书或看电视，时间久了都会损伤脊柱。

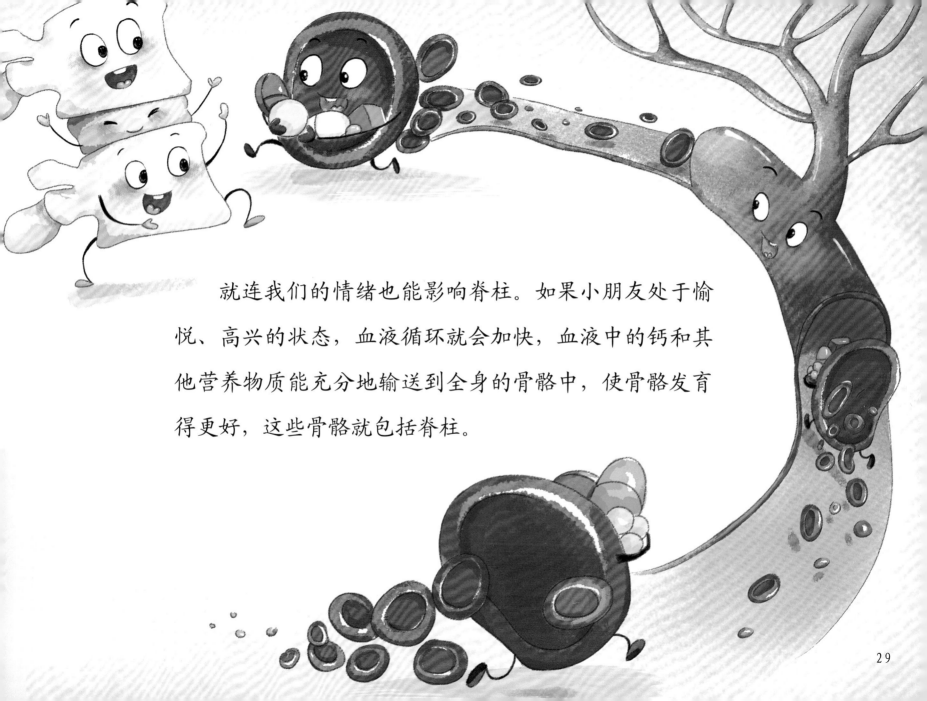

就连我们的情绪也能影响脊柱。如果小朋友处于愉悦、高兴的状态，血液循环就会加快，血液中的钙和其他营养物质能充分地输送到全身的骨骼中，使骨骼发育得更好，这些骨骼就包括脊柱。

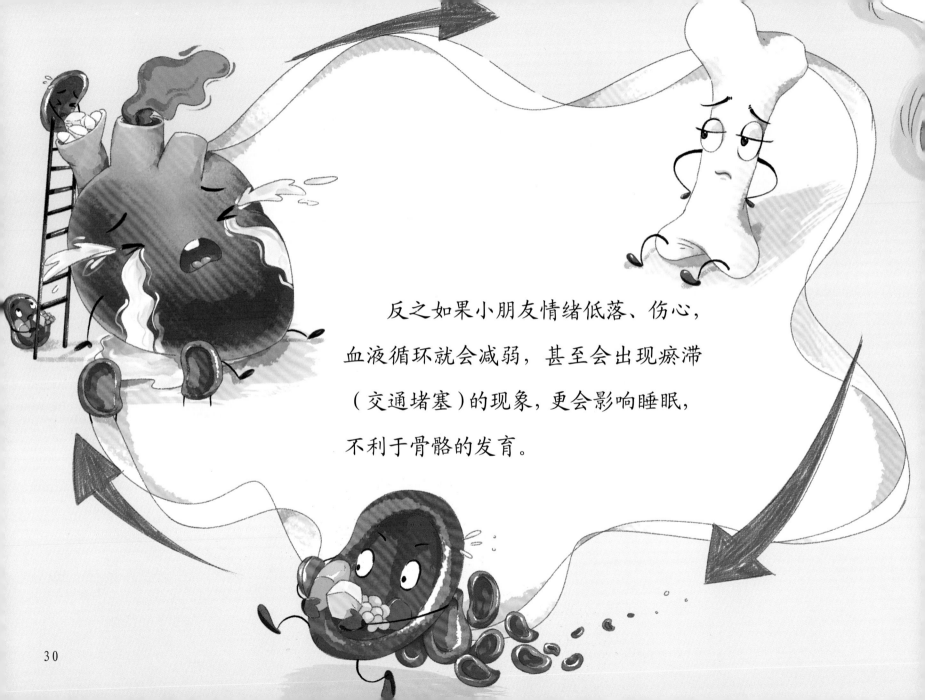

反之如果小朋友情绪低落、伤心，血液循环就会减弱，甚至会出现瘀滞（交通堵塞）的现象，更会影响睡眠，不利于骨骼的发育。

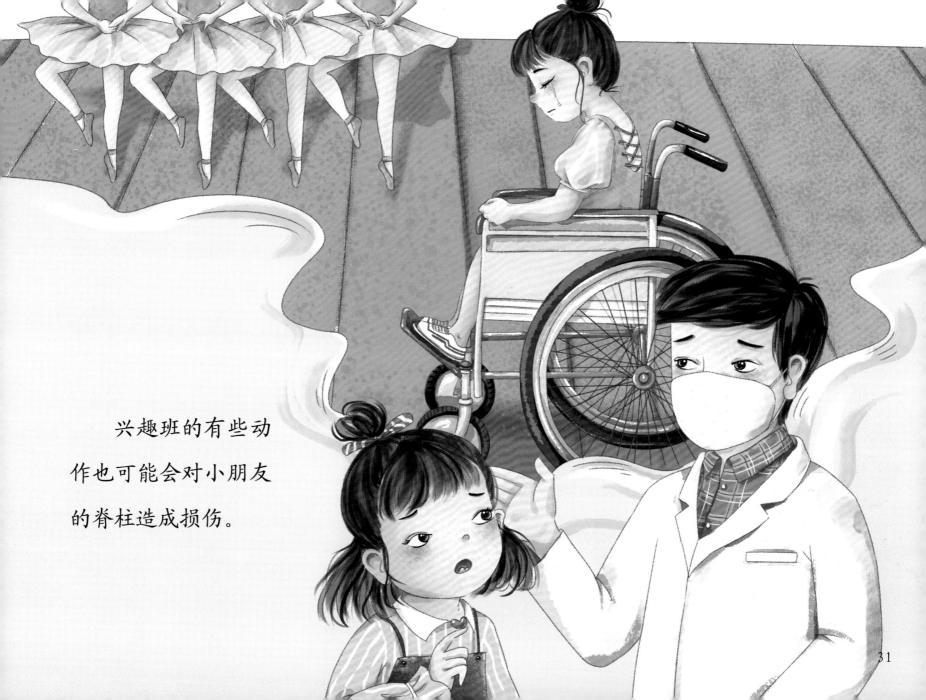

兴趣班的有些动作也可能会对小朋友的脊柱造成损伤。

31

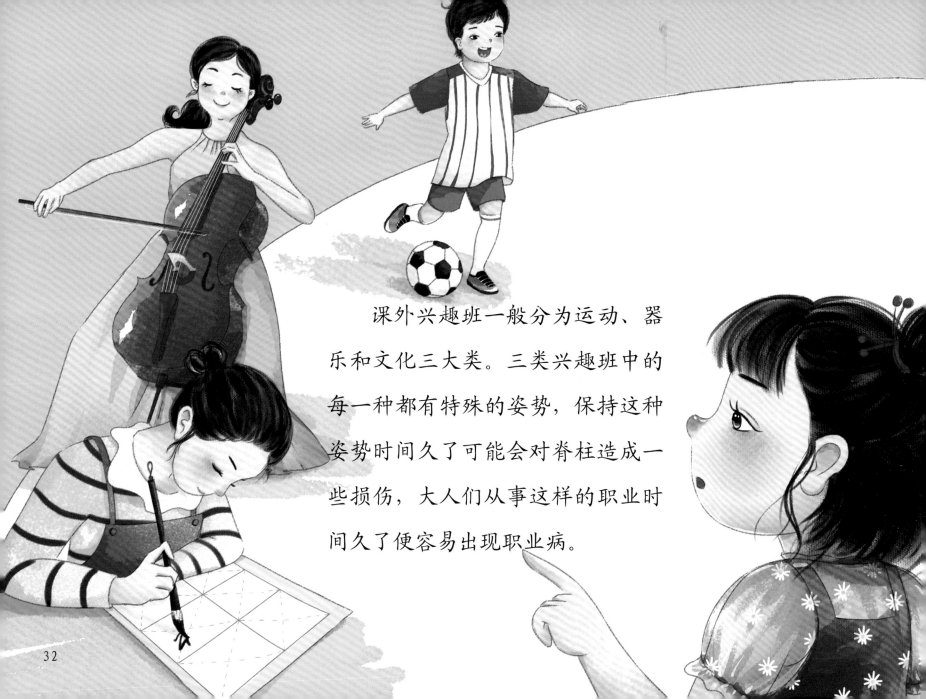

课外兴趣班一般分为运动、器乐和文化三大类。三类兴趣班中的每一种都有特殊的姿势，保持这种姿势时间久了可能会对脊柱造成一些损伤，大人们从事这样的职业时间久了便容易出现职业病。

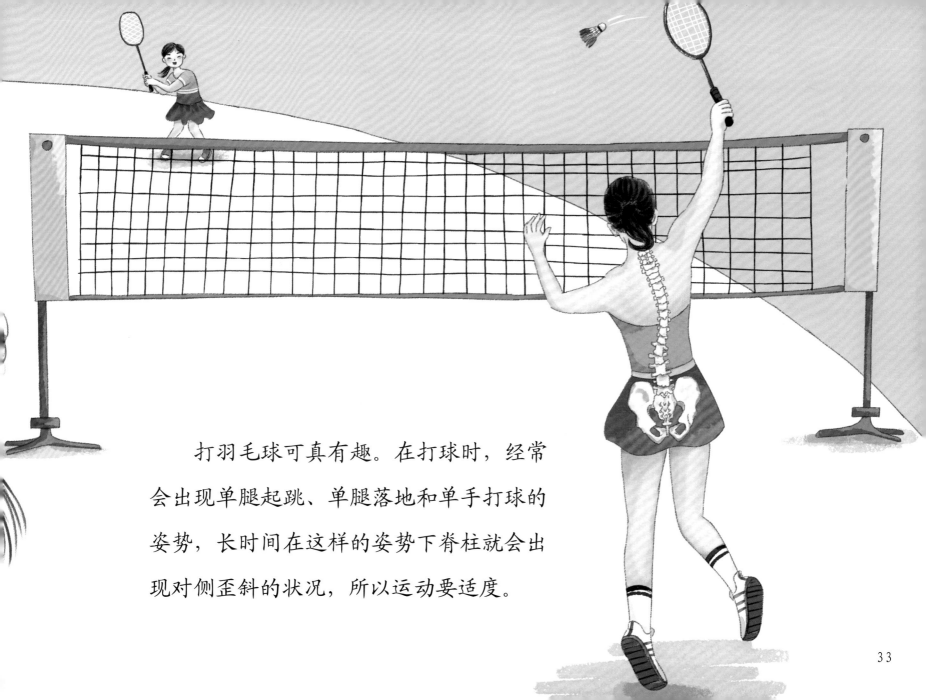

打羽毛球可真有趣。在打球时，经常会出现单腿起跳、单腿落地和单手打球的姿势，长时间在这样的姿势下脊柱就会出现对侧歪斜的状况，所以运动要适度。

33

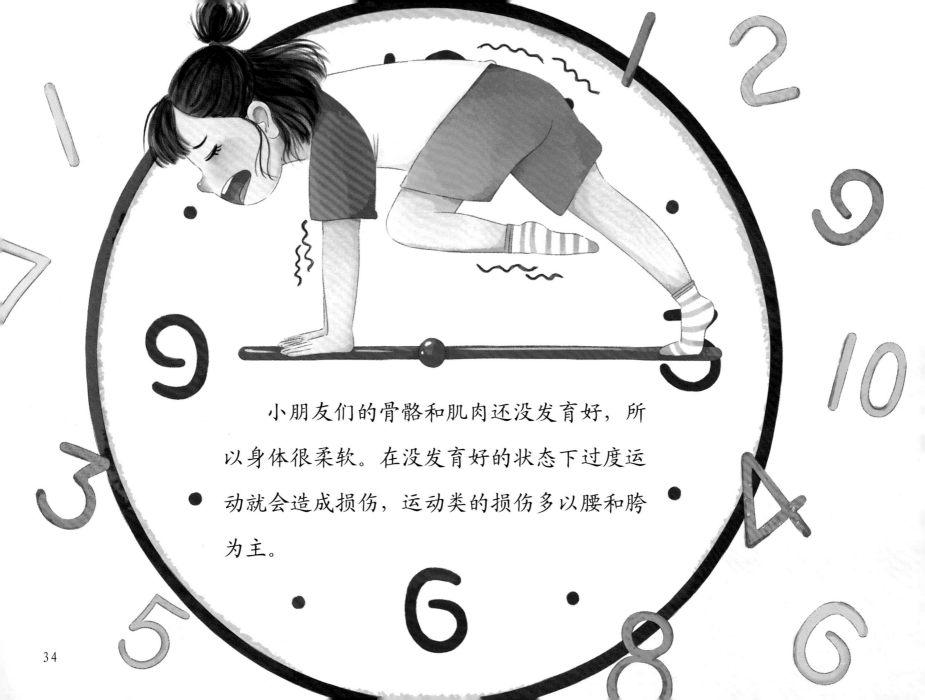

小朋友们的骨骼和肌肉还没发育好，所以身体很柔软。在没发育好的状态下过度运动就会造成损伤，运动类的损伤多以腰和胯为主。

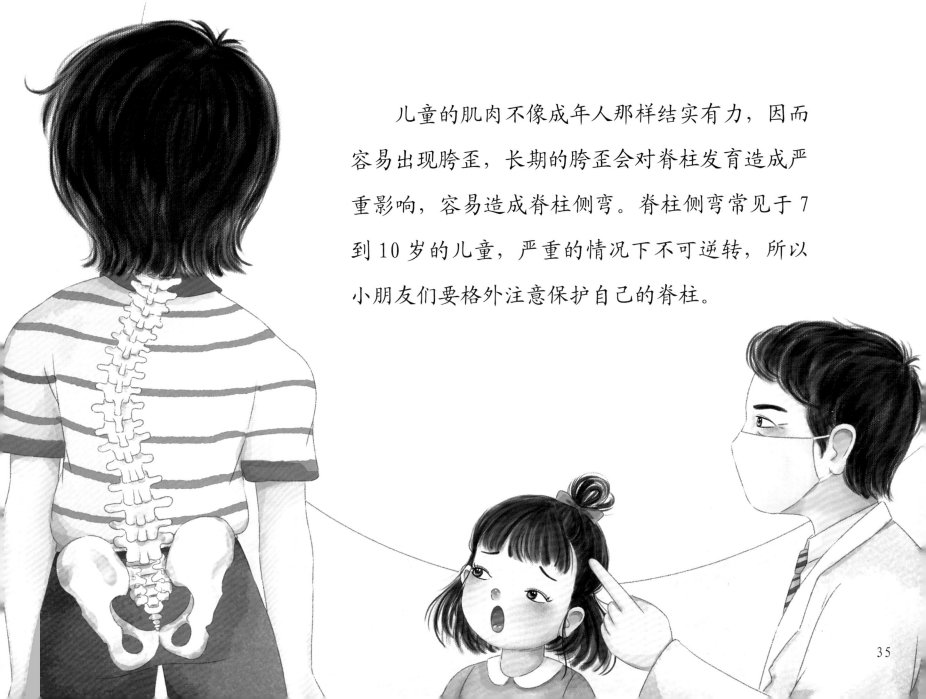

儿童的肌肉不像成年人那样结实有力，因而容易出现胯歪，长期的胯歪会对脊柱发育造成严重影响，容易造成脊柱侧弯。脊柱侧弯常见于 7 到 10 岁的儿童，严重的情况下不可逆转，所以小朋友们要格外注意保护自己的脊柱。

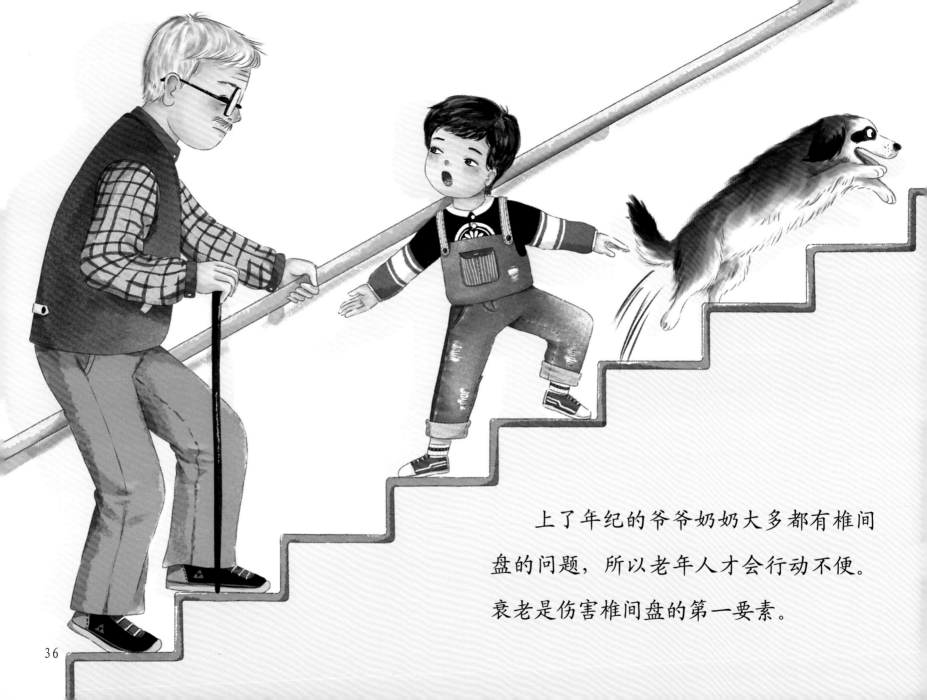

上了年纪的爷爷奶奶大多都有椎间盘的问题，所以老年人才会行动不便。衰老是伤害椎间盘的第一要素。

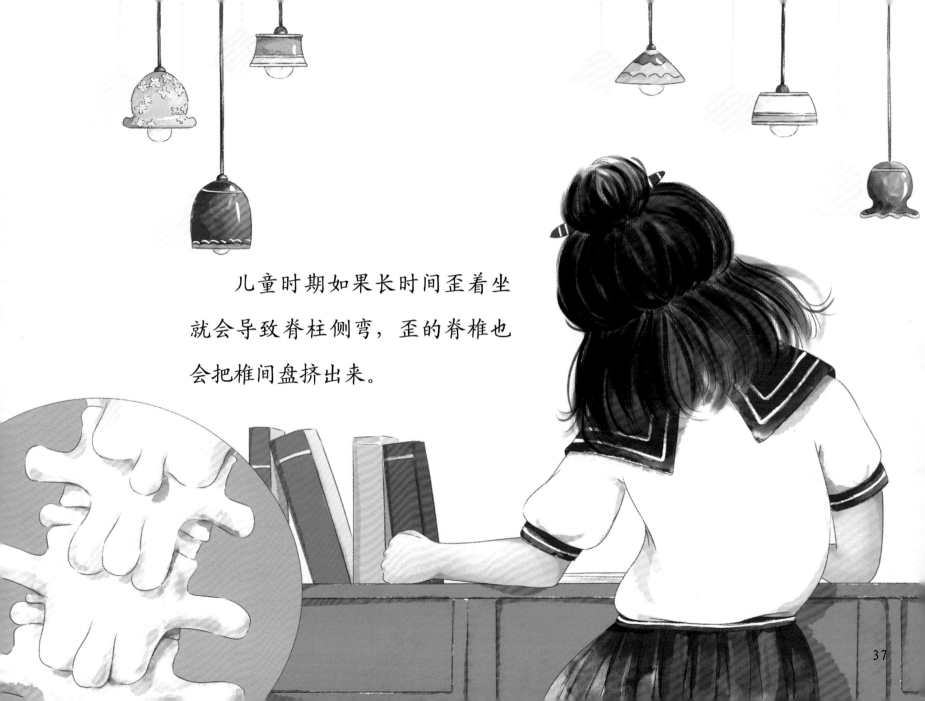

儿童时期如果长时间歪着坐就会导致脊柱侧弯，歪的脊椎也会把椎间盘挤出来。

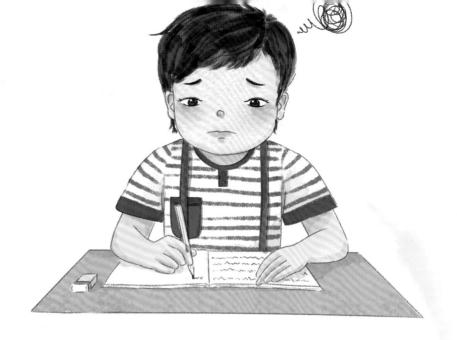

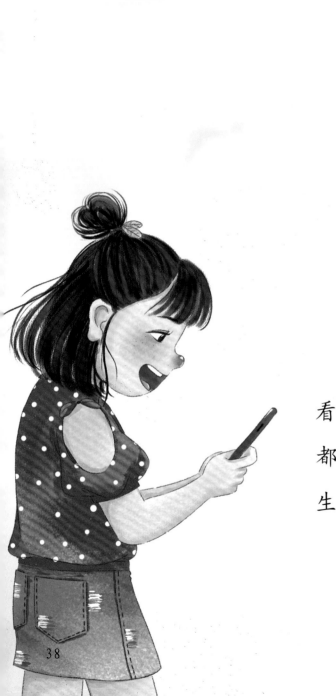

　　长期伏案工作、学习，频繁低头看手机，或是太长时间保持一个姿势，都会使脊椎出现磨损而导致骨质增生，将椎间盘挤出来。

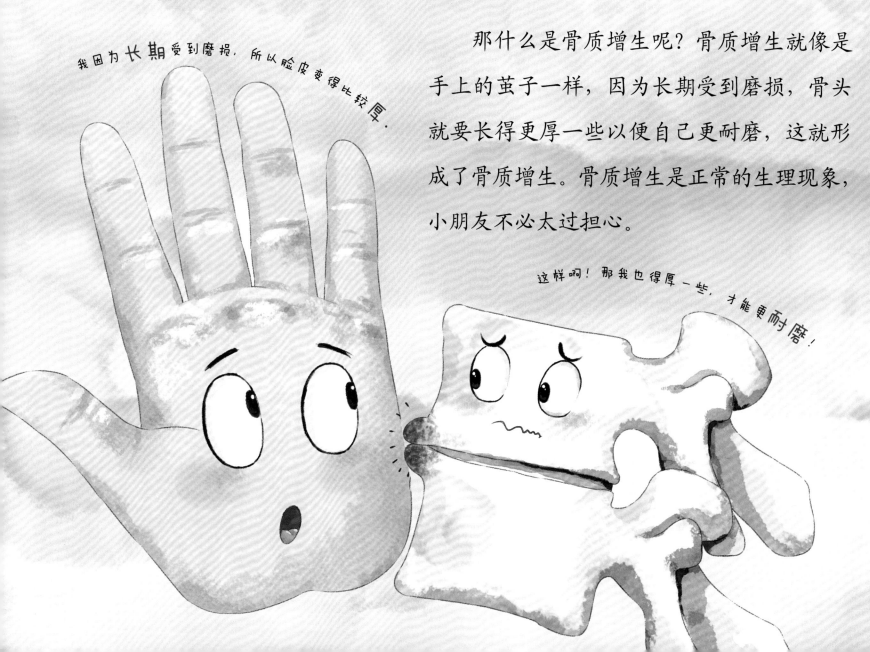

那什么是骨质增生呢？骨质增生就像是手上的茧子一样，因为长期受到磨损，骨头就要长得更厚一些以便自己更耐磨，这就形成了骨质增生。骨质增生是正常的生理现象，小朋友不必太过担心。

我因为长期受到磨损，所以脸皮变得比较厚。

这样啊！那我也得厚一些，才能更耐磨！

39

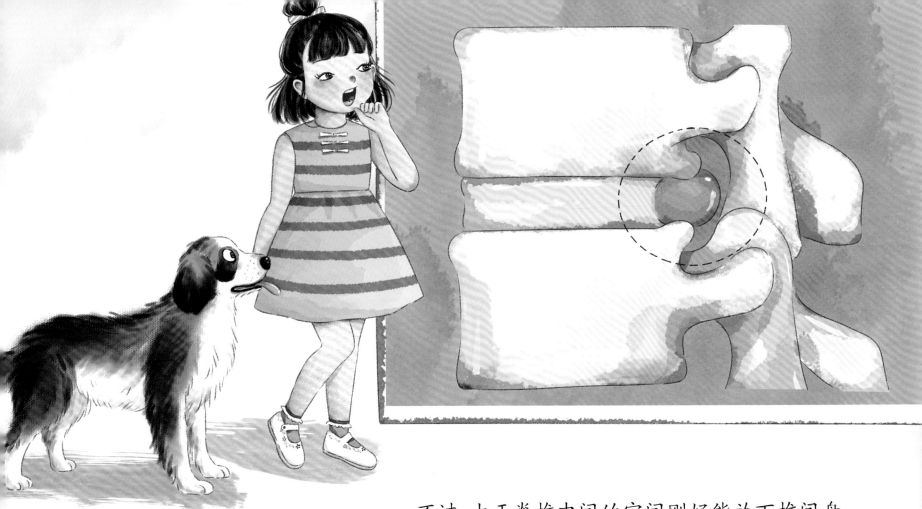

不过，由于脊椎中间的空间刚好能放下椎间盘，脊椎增生使得原有的空间变小，椎间盘就被挤出，因此形成了椎间盘膨出。

椎间盘外面有一层膜，如果这层膜被挤破，膜里的物质流出，就形成了椎间盘突出。

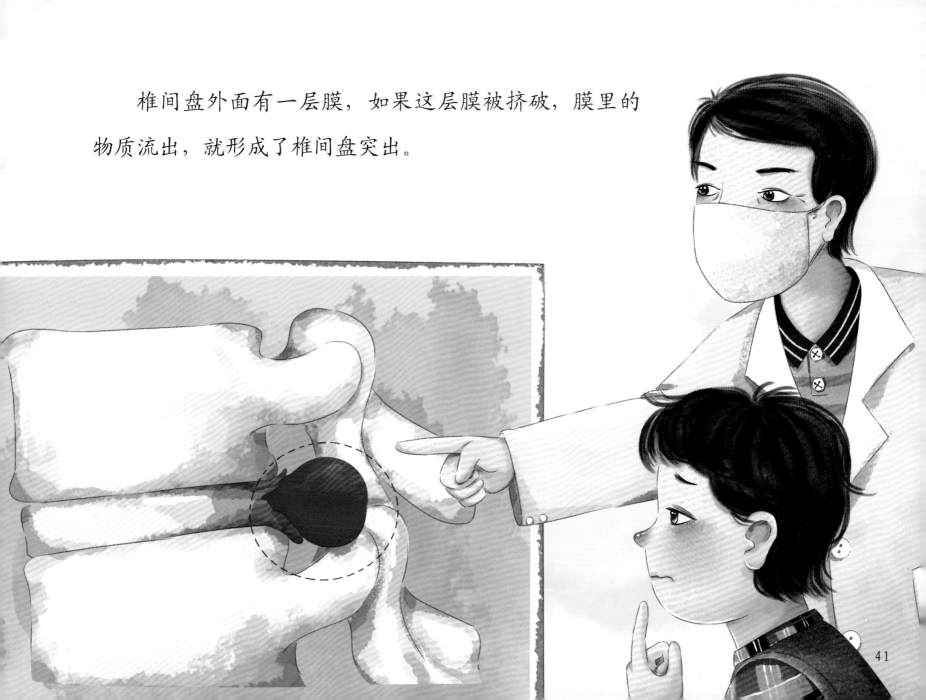

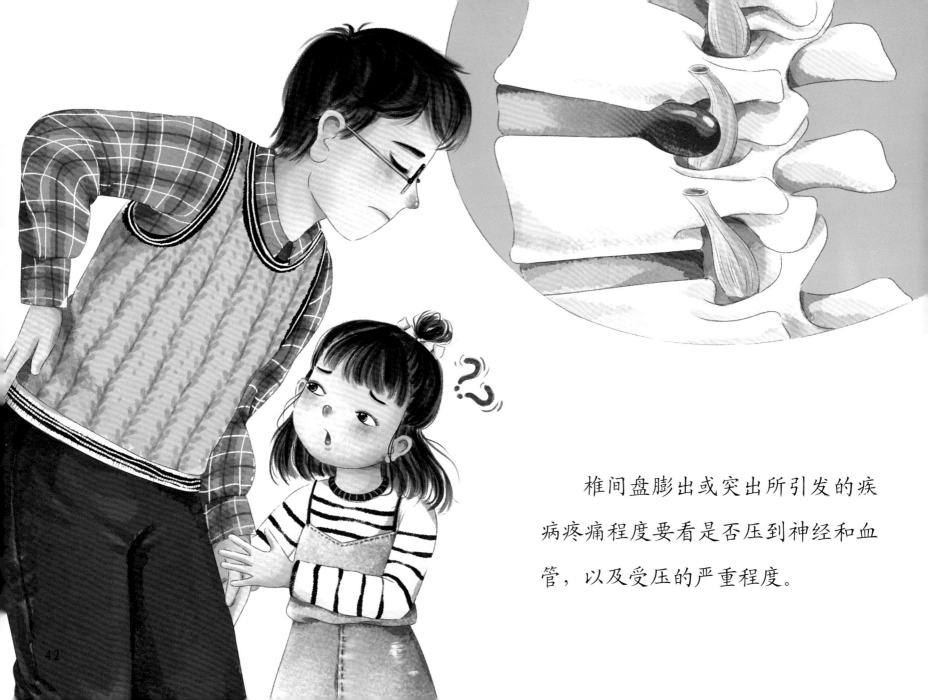

椎间盘膨出或突出所引发的疾病疼痛程度要看是否压到神经和血管，以及受压的严重程度。

第四篇

如何保护脊柱？

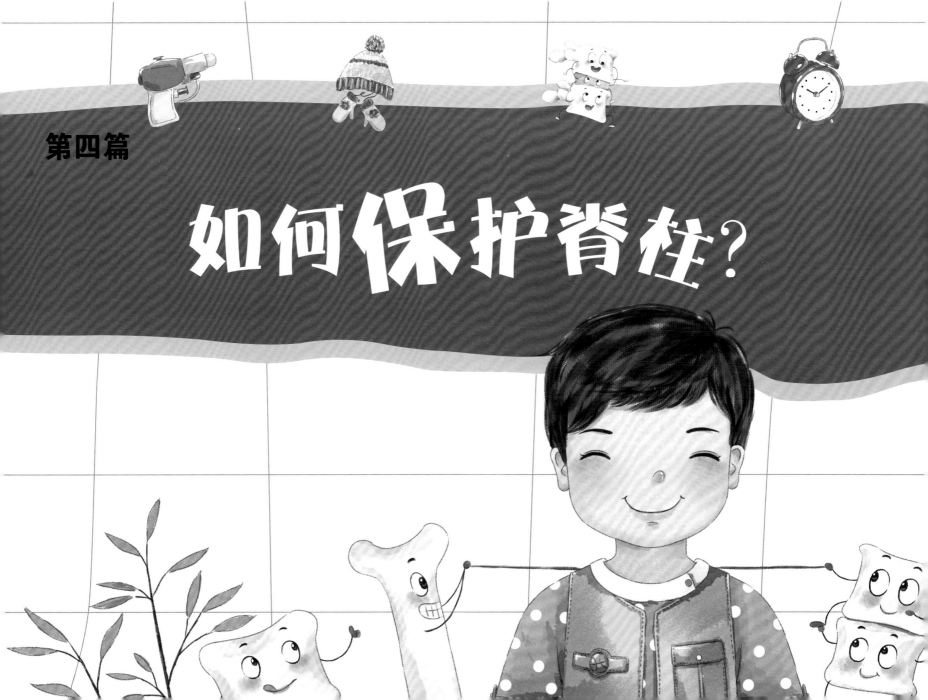

像小树一样，如果在最初没有被扶正，小树就会长歪。
小朋友的骶椎和尾椎在没有合成一块时，如果不注意坐姿，
它们也会长歪。坐姿不端正时，和椅子接触的骶椎和尾椎
也会歪着，时间久了就会长歪。

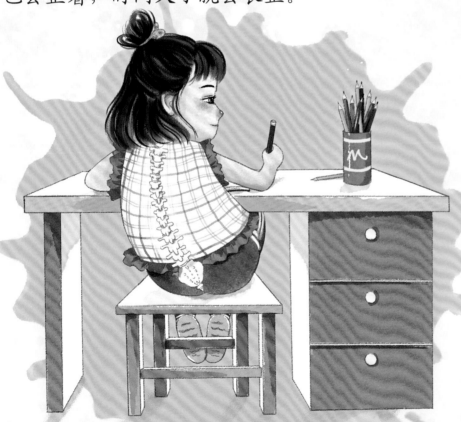

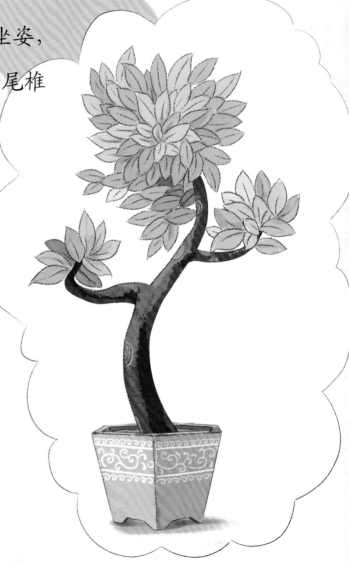

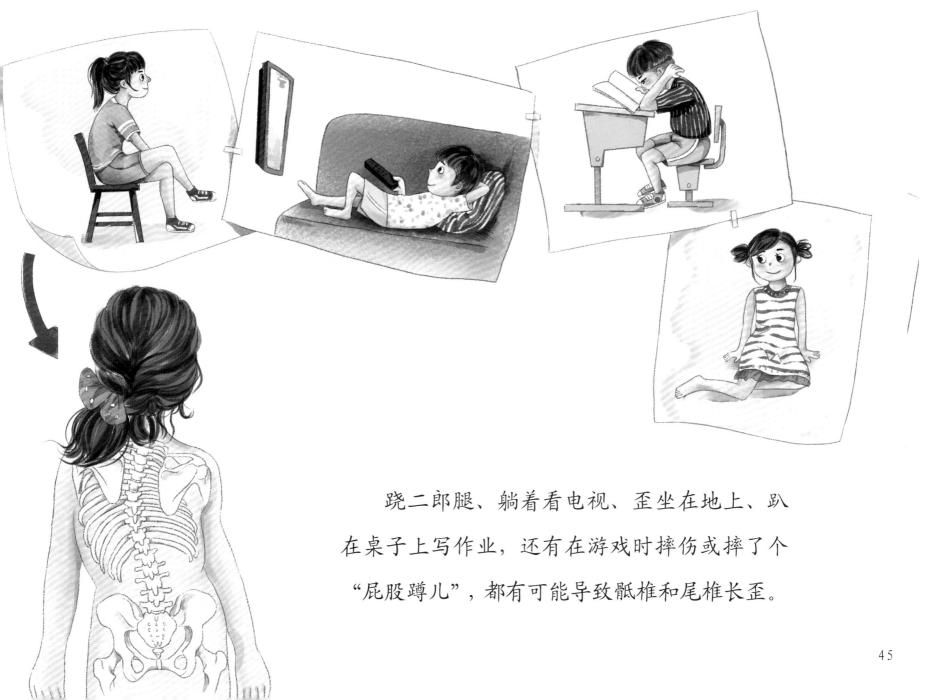

跷二郎腿、躺着看电视、歪坐在地上、趴在桌子上写作业，还有在游戏时摔伤或摔了个"屁股蹲儿"，都有可能导致骶椎和尾椎长歪。

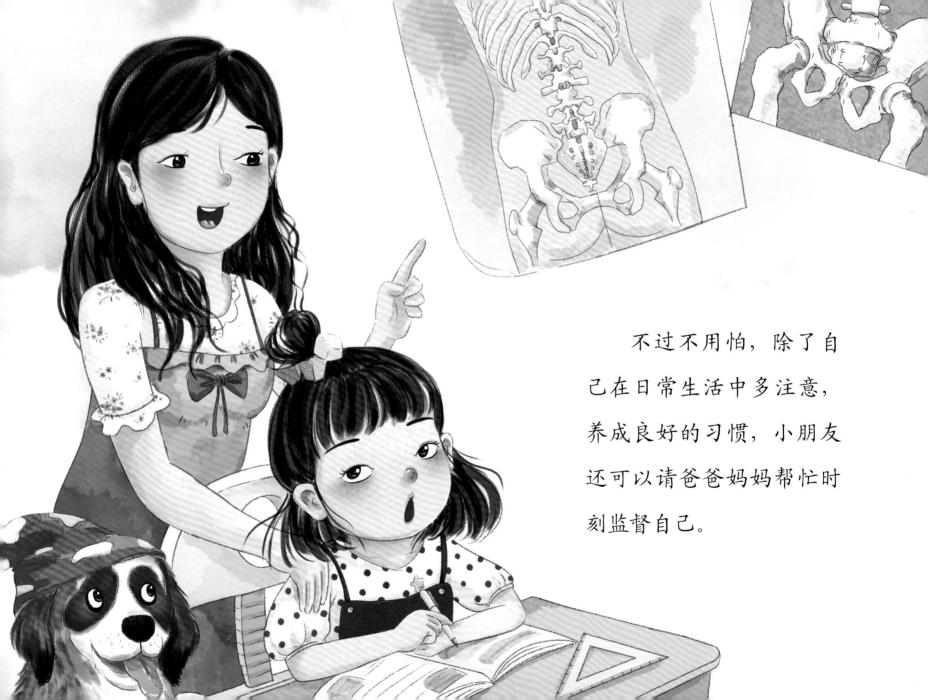

不过不用怕，除了自己在日常生活中多注意，养成良好的习惯，小朋友还可以请爸爸妈妈帮忙时刻监督自己。

5 岁以后，我们可以经常请爸爸妈妈观察自己脊柱的外观，从后背看我们的肩膀是不是一样高，肩胛骨是不是在同一水平线上，胯骨是不是平的。

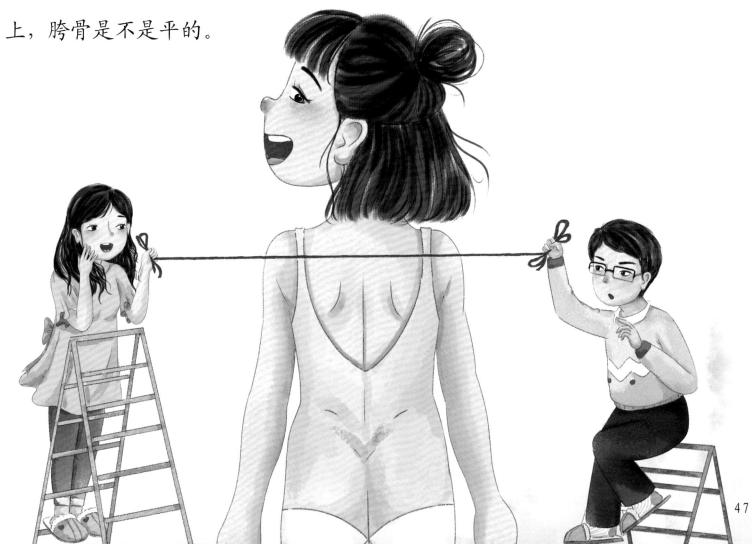

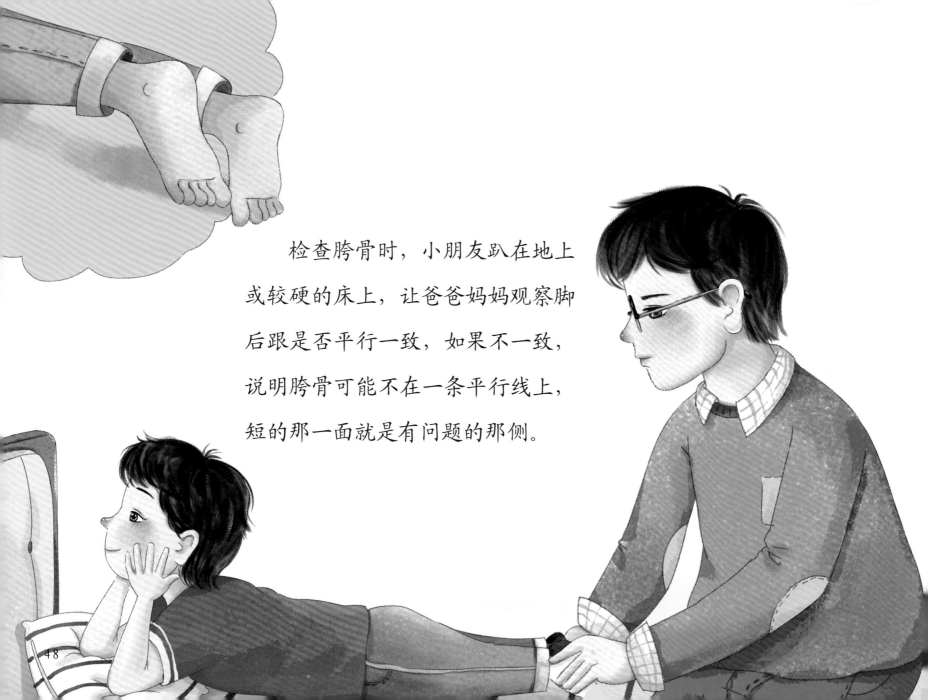

检查胯骨时，小朋友趴在地上或较硬的床上，让爸爸妈妈观察脚后跟是否平行一致，如果不一致，说明胯骨可能不在一条平行线上，短的那一面就是有问题的那侧。

48

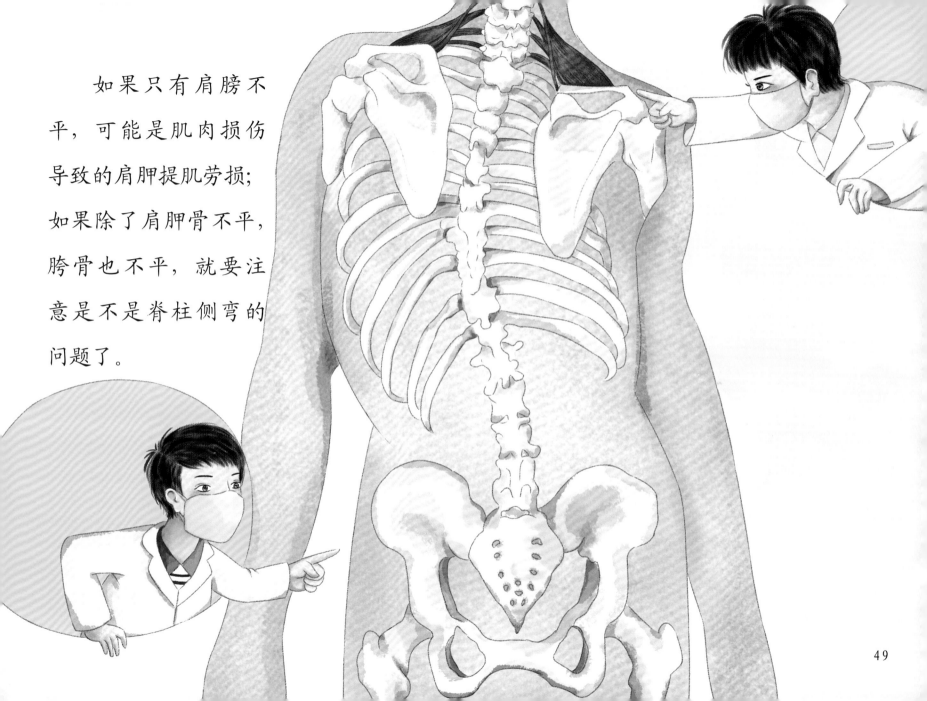

如果只有肩膀不平，可能是肌肉损伤导致的肩胛提肌劳损；如果除了肩胛骨不平，胯骨也不平，就要注意是不是脊柱侧弯的问题了。

49

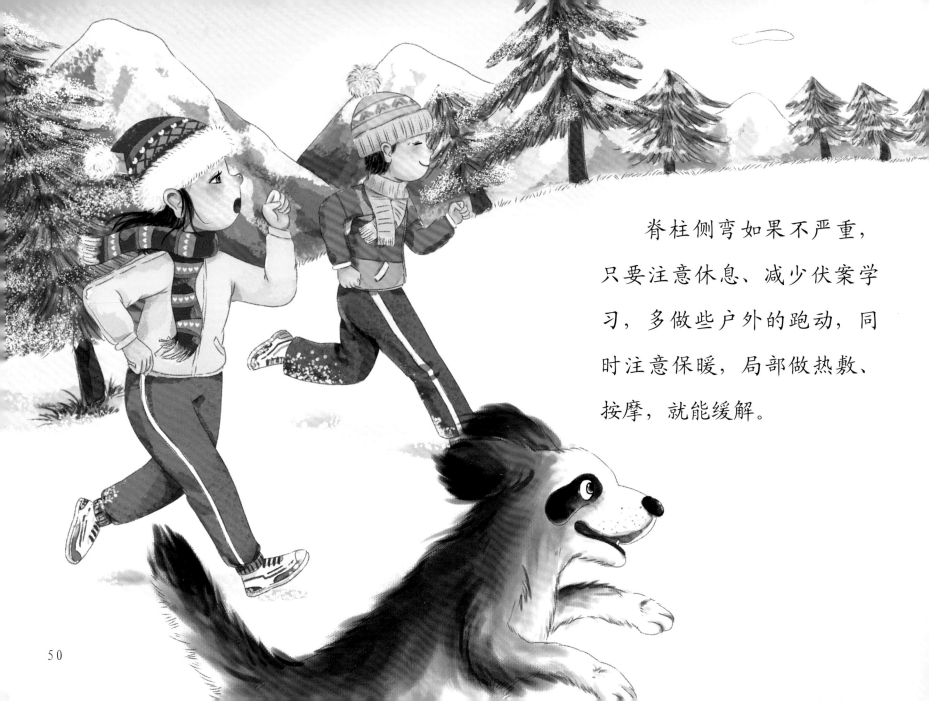

脊柱侧弯如果不严重，只要注意休息、减少伏案学习，多做些户外的跑动，同时注意保暖，局部做热敷、按摩，就能缓解。

如果脊柱侧弯的症状比较严重，就要及时去医院请专业的医生治疗。

小朋友们注意啦，身体哪里不舒服时，一定要告诉爸爸妈妈，必要时要去医院检查。

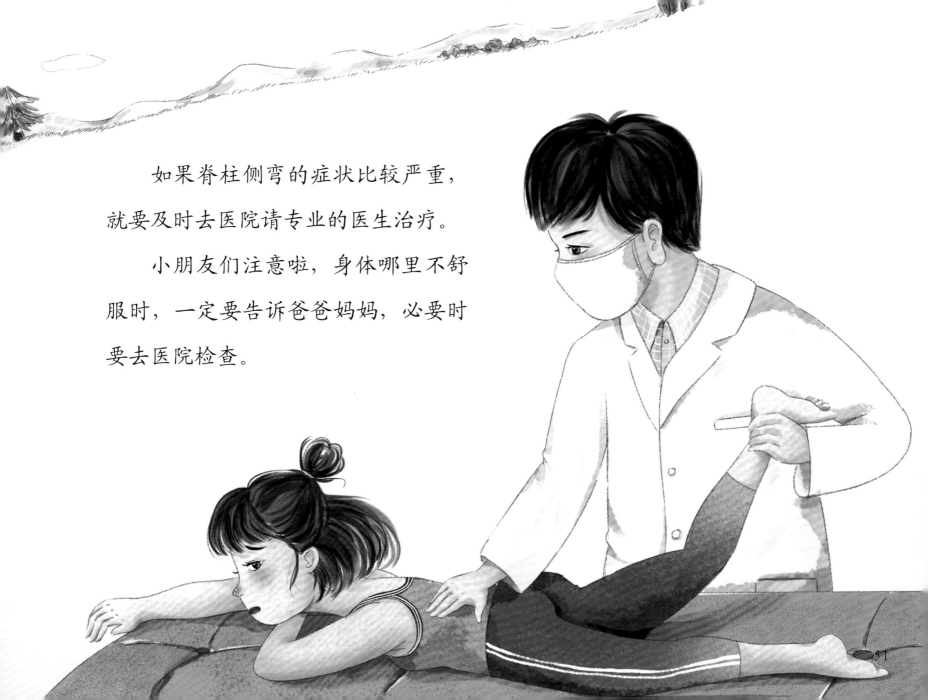

创作感言

在十几年的临床工作中，我遇到的颈椎、腰椎和其他骨关节问题的患者越来越年轻化，大多数问题都是由于从小不正确的姿势累积造成的。比如跷二郎腿、歪坐、躺着看书、玩手机、趴着写作业等。也有一些从小学习文艺体育项目、从事文体行业的专业人士，小时候忽视了长时间专业训练对骨骼发育的影响，成年后出现"职业病"，不但身体受罪，甚至还影响外在形象，真是"千金难买早知道，万金难买后悔药"。大家都知道生病找医生，但很多骨骼问题是不可逆的，即便有些能医治也很难完全恢复。儿童时期是骨骼发育的重要阶段，家长和小朋友们了解骨骼发育的相关知识是很有必要的。

中医讲究"治未病"、防胜于治，很高兴应化学工业出版社之邀，创作了这本专门给小朋友们看的爱护骨骼的绘本，带他们认识自己的骨骼、了解脊柱，教他们养成有利于骨骼发育的正确习惯，希望能够得到小朋友和家长的认可与喜爱。

曾瀚琳（非遗金针传承人，现任北京市东城金针研究学会监事长，史家实验学校中医药传统文化课程导师）

专家推荐

我在讲饮食调理时常说，身体是陪伴我们时间最长、最忠诚的亲密朋友。如果我们三餐吃对食物、吃够营养来爱护它，它就会反馈给我们元气满满的每一天。养生也可以说是养成经常和身体对话的习惯，随时了解它的情况，吃适合它的食物、忌口让它不舒服的食物。除了饮食、健身，我也会每周找医师正骨，调整日常生活中不正确姿势引起的脊柱错位和肌肉酸痛，小问题及时发现及时解决，不给身体健康留隐患。

这本绘本教小朋友们认识骨骼、学会如何保护骨骼，希望它能帮助小朋友们从小学会和自己的骨骼做朋友，从小拥有健康、挺拔的身姿！

邱锦伶（中国台湾知名养生老师）